L'OPHTALMIE DES NOUVEAU-NÉS

ET SES ACCIDENTS

COMMUNICATION FAITE A LA SOCIÉTÉ D'HYGIÈNE

DU HAVRE

le 9 Mars 1885

Par M. le Docteur **BRUNSCHVIG**

Médecin-Oculiste de l'Hôpital

HAVRE

IMPRIMERIE DU COMMERCE

3, rue de la Bourse.

1885

88

L'OPHTALMIE DES NOUVEAU-NÉS

ET SES ACCIDENTS

COMMUNICATION FAITE A LA SOCIÉTÉ D'HYGIÈNE

DU HAVRE

le 9 Mars 1885

Par M. le Docteur **BRUNSCHVIG**

Médecin-Oculiste de l'Hôpital

HAVRE

IMPRIMERIE DU COMMERCE

3, rue de la Bourse.

1885

L'OPHTALMIE

DES NOUVEAU-NÉS

ET SES ACCIDENTS

Mesdames, Messieurs,

La question d'hygiène que je me propose de traiter aujourd'hui devant vous, pour n'être pas nouvelle n'en est pas moins intéressante, et son importance est telle, à mon avis, qu'elle mérite toute votre attention.

En effet, depuis que je suis au Havre j'ai eu si souvent l'occasion d'observer les accidents produits par l'ophtalmie des nouveau-nés, qu'il m'a paru utile de rechercher avec vous les moyens de prévenir, dans la mesure du possible, les conséquences désastreuses de cette affection.

Je vous décrirai en quelques mots comment cette maladie se présente et quelles en sont les complications ordinaires. Nous chercherons ensuite s'il y a des moyens de la prévenir ou, lorsqu'elle est déclarée, d'en atténuer les conséquences désastreuses.

L'ophtalmie des nouveau-nés, comme son nom l'indique, frappe l'enfant qui vient de naître. Ce n'est pas, le plus souvent de suite à sa naissance, mais presque toujours deux, trois ou quatre jours après, quelquefois un peu plus tard que la maladie commence à se montrer.

Sans vouloir entrer dans de trop longs détails au sujet de son origine et de ses causes, permettez-moi simplement de vous dire comment elle nous apparaît.

C'est une inflammation de la muqueuse qui tapisse les paupières et le globe de l'œil. Au début de cette inflammation les cils sont légèrement accolés, les paupières un peu gonflées, leurs bords rougis et il apparaît une légère sécrétion.

Ces symptômes s'arrêtent quelquefois là, et l'on n'a affaire qu'à une irritation simple de la conjonctive qui passe sans laisser de suite.

Mais aussitôt que ces signes se montrent chez un nouveau-né il faut être bien sur ses gardes et ne pas hésiter à consulter un médecin. Lui seul doit prendre la direction et la responsabilité du traitement, et la famille doit rejeter sans hésitation tous les avis et tous les conseils des amis, des parents et des commères.

Si l'inflammation suit sa marche progressive, le gonflement et la rougeur des paupières s'accentuent davantage et les sécrétions sont plus abondantes.

A ce moment aussi, les dangers qui menacent la vue sont plus grands, les complications prêtes à survenir et l'affection plus difficile à enrayer.

Quelles sont donc ces complications ?

Si l'inflammation est livrée à elle-même, et n'est pas arrêtée par un traitement immédiat et énergique, elle ne tarde pas à gagner la cornée ou miroir de l'œil et elle y produit des abcès qui amincissent cette membrane.

Cet amincissement à un moment donné est tel que la cornée ne pouvant plus résister à la pression des liquides intérieurs de l'œil, cède alors et se perfore en donnant naissance à des hernies de l'iris, du cristallin, etc. Ces accidents se produisent quelquefois du jour au lendemain, quelquefois au bout de plusieurs jours.

A la suite de ces perforations les désordres sont tels que la vue est presque toujours irrémédiablement perdue.

Eh bien, c'est après ces complications qu'on nous amène le plus souvent les malades, alors que nous n'avons plus rien à faire et que nous ne pouvons que nous déclarer impuissants.

Quand je dis qu'il ne nous reste plus rien à faire, c'est pour le rétablissement de la vue, car nous devons malgré tout arrêter l'inflammation.

Vous comprenez la douleur et la désolation de la famille à laquelle nous faisons cette réponse !

Et les parents ont d'autant plus lieu d'être navrés qu'ils auraient pu, presque à coup sûr, éviter un malheur en nous amenant leur enfant dès le début, car il est excessivement rare que nous ayons à déplorer la perte des deux yeux chez un petit malade pour lequel on nous a consulté au commencement de son affection, et chez qui on aura suivi bien exactement le traitement prescrit.

Si nous réprimandons la mère, la nourrice, ou la personne à qui l'enfant est confié, pour être restée aussi longtemps sans réclamer de soins pour une maladie aussi grave, on nous répond invariablement : Ah ! Monsieur le Docteur, nous croyions que ce n'était rien, que c'était tout simplement un coup d'air ; et là-dessus on nous échafaude toute une théorie pour nous montrer comment ce coup d'air est arrivé.

Ou bien encore : Monsieur, nous ne nous sommes pas

dérangés parce que la sage-femme nous a dit de ne pas nous inquiéter, que cela passerait tout seul en lavant les yeux avec le lait de la nourrice, ou bien de l'eau de cerfeuil, de l'eau de camomille, etc.,etc., et de toutes les eaux de la Saint-Jean.

D'autres encore vont consulter le pharmacien du coin et lui demandent un petit collyre, et à défaut du pharmacien on va trouver une dame charitable qui possède une eau merveilleuse, un remède souverain, qui guérit toutes les maladies des yeux.

Puis on attend 15 jours, 3 semaines en suivant l'un ou l'autre de ces petits traitements anodins. On remarque à la fin que ce soi-disant coup d'air n'a pas l'air de s'amender, loin de là, et on se décide à nous apporter l'enfant. Alors presque toujours les complications graves sont survenues, nous ne pouvons plus remédier à la perte des yeux, nous ne devons qu'arrêter l'inflammation. Heureux si après notre traitement on ne nous accuse pas d'avoir fait perdre la vue à notre malade, en employant des remèdes trop forts.

Ce qui augmente encore la gravité de cette maladie c'est qu'elle est éminemment contagieuse. Cette contagion ne s'exerce pas par l'air extérieur, mais par le transport des sécrétions au moyen des doigts et des linges sur les yeux des personnes qui soignent les petits malades.

Souvent, en effet, ce n'est pas seulement l'enfant qui est malade, mais sa mère, un de ses proches, sa nourrice ou sa garde, quelquefois l'un et l'autre. Permettez-moi, à ce propos, de vous citer quelques faits parmi tous ceux que j'ai eu à observer. On m'apporte un jour un enfant de trois semaines qui était malade depuis dix-sept jours. Ses yeux étaient énormément gonflés et l'humeur en sortait en grande abondance. Après avoir entr'ouvert les paupières, je constatai au centre de chaque cornée une énorme perforation avec hernie de l'iris et perte absolue de la vue. L'enfant était aveugle sans espoir aucun de guérison. Ce bébé était accompagné de sa grand'mère qui venait également me consulter pour un coup d'air, disait-elle, qu'elle avait gagné depuis quelques jours. Or, savez-vous ce qu'était son coup d'air ? Tout simplement une ophtalmie purulente qui lui avait été communiquée par l'enfant. A ce moment déjà, chez elle, l'œil droit était complètement perdu, l'œil gauche gravement compromis et les douleurs des plus grandes. J'ai dû recevoir immédiatement la grand'-mère et sa petite-fille à l'hôpital et, non sans peine et après un traitement des plus énergiques, j'ai pu conserver un œil à cette pauvre vieille femme. Un sur quatre !

Un autre fait que je me rappelle et que certainement M. Gibert n'a pas oublié non plus est celui-ci : Il y a quelque temps, je me trouvais à son dispensaire lorsqu'entra une jeune mère avec un enfant sur les bras pour les yeux duquel elle venait consulter.

Cela tombe bien, lui dit M. Gibert en me désignant, voilà justement l'oculiste, il va examiner votre bébé : c'était un gros et bel enfant de 15 jours, plein de santé ; ses paupières étaient rouges, gonflées et le pus sortait en abondance de chacun de ses yeux ; il était malade depuis 12 jours ; après avoir nettoyé ses paupières, je les entr'ouvris et j'aperçus ses deux yeux perforés et irrémédiablement perdus.

Ai-je besoin de vous dépeindre la douleur de cette mère lorsque je lui appris le résultat de mon examen et que je lui dis que son enfant était définitivement aveugle !

Eh bien ceci m'arrive, je ne dirai pas tous les jours, mais très souvent, trop souvent hélas ! Et je terminerai cette triste énumération par les deux faits suivants qui datent d'hier, puisque l'un des deux petits malades est encore en traitement. Du reste, toutes ces observations se ressemblent ; elles sont toutes aussi navrantes.

Il y a à peu près 3 semaines, que dans la même journée on m'apportait deux nouveau-nés dont les yeux étaient malades depuis 15 jours et tous les deux dans un aussi triste état : l'un et l'autre avait déjà l'œil droit perdu et un vaste abcès sur le point de perforer la cornée gauche ; eh bien il a fallu que je me mette en colère pour obliger les parents à me laisser leurs enfants, en leur disant combien j'avais peu de confiance dans leurs belles promesses et que de l'énergie seule et de l'exactitude du traitement dépendait les quelques chances de guérison. Des soins immédiats ont pu empêcher une terminaison fatale pour la vue de l'œil gauche. Il ne sera pas moins nécessaire de faire une opération ultérieure pour permettre à ces enfants d'y voir suffisamment pour travailler.

Or, la mère d'un de ces enfants en avait déjà un autre qui était devenu aveugle à la suite d'une semblable affection, qui avait été également laissée sans soins pendant plusieurs jours.

Vous voyez comment un premier malheur l'avait corrigée de sa négligence et quel empressement elle mettait à faire traiter dès le début une maladie aussi grave. Elle ne pouvait pas arguer de son ignorance, et sa négligence est d'autant plus coupable qu'un premier malheur l'avait déjà frappée et aurait dû la rendre plus prudente.

Je pourrais encore vous citer maints exemples semblables, mais ceux-là, je crois, suffisent pour vous convaincre de la gravité de cette affection. Il est inutile de vous parler des différents cas de contagion qui ont privé de la vue plusieurs gardes-malades de notre ville, car ils sont connus depuis bien longtemps, de toute la population.

Ne croyez pas que ces faits se produisent ici seulement; c'est partout la même chose. Et, si vous me permettez de vous donner quelques chiffres, vous serez convaincus qu'ailleurs on est aussi négligent et coupable qu'au Havre.

Je lisais dernièrement le compte rendu d'une clinique de Paris. Sur 56,000 malades, on avait vu 1,178 aveugles, dont 1,070 auraient pu guérir, la presque totalité en un mot !

Sur ce nombre de 1,070, il y avait 817 cas de cécité qui étaient dus à l'ophtalmie des nouveau-nés.

Etonnez-vous après cela que les asiles pour les aveugles soient encombrés et qu'on soit obligé d'en laisser errer un grand nombre à travers les rues, conduits par des caniches et attirant l'attention des passants par des complaintes que vous connaissez tous.

Ces accidents, vous disais-je, doivent être rapportés le plus souvent à la négligence des parents qui appellent trop tard le médecin, ou encore à cette circonstance que les sages-femmes ignorant le danger, rassurent entièrement les parents sur l'innocuité de l'affection et laissent de la sorte survenir des complications qu'il est impossible d'enrayer.

Comment faire alors pour empêcher cet état de choses et comment informer tous les parents de la gravité de l'ophtalmie des nouveau-nés ?

Et d'abord, et c'est le but que se proposent toutes les Sociétés d'hygiène, puisqu'il vaut mieux prévenir que guérir, essayons de n'avoir pas d'ophtalmies si c'est possible.

C'est ici le lieu d'insister pour que les plus grandes précautions antiseptiques soient prises pendant l'accouchement, et par les médecins et par les sages-femmes.

Pour les médecins, je crois que je n'ai pas besoin de

beaucoup insister, car je suppose qu'à l'heure actuelle il est peu de mes confrères qui ne prennent les plus grandes précautions pour éviter toute espèce de contagion. Du côté des sages-femmes, c'est autre chose, et je pense qu'il y a beaucoup à faire, car l'antisepsie laisse chez elles bien à désirer et trop souvent les microbes ont beau jeu.

Etant donné que les plus grands soins (lavages, irrigations avec des liquides antiseptiques) ont été pris avant l'accouchement, il n'en faut pas moins, dès que l'enfant vient de naître commencer, avant toute autre chose — par lui laver les yeux avec une solution tiède d'acide phénique à un gramme pour un litre d'eau, ou d'acide borique à 40 grammes pour la même quantité ou à défaut de ces liquides avec de l'eau tiède ordinaire.

Si maintenant, malgré toutes ces précautions, on n'a pu empêcher l'ophtalmie de survenir, comment prévenir les parents des dangers que courent les yeux de leurs enfants s'ils ne les font pas soigner sur-le-champ? C'est le moment de vous dire que notre bureau municipal d'hygiène, frappé de l'importance de cette question, avait déjà fait de louables efforts dans ce sens.

On faisait, et on fait encore, je suppose, distribuer à l'Etat civil des petits carnets, semblables à ceux que je vais faire passer sous vos yeux, à toutes les personnes qui viennent déclarer une naissance. Malheureusement on ne les lit pas, et on les regarde quand on a le temps.

Il y aurait lieu, je crois, de faire ici une petite réforme.

A mon avis, c'est trop de deux carnets, quand on a déjà de la peine à en lire un. Il me semble, en outre qu'au lieu de lui donner autant de développement, on pourrait le réduire à sa plus simple expression de la façon suivante par exemple : *Voulez-vous que vos enfants ne deviennent pas aveugles ? Eh bien, dès que vous verrez*

*chez un nouveau-né la moindre rougeur, la moindre
sécrétion du côté des yeux, consultez immédiatement un
médecin, car si vous tardez, il y va de la vue de votre
enfant.*

Il faudrait imprimer cela en très gros caractères.

En outre, pour attirer l'attention des personnes inté-
ressées je désirerais vivement que l'employé de l'Etat
civil chargé de distribuer ces petits bulletins, les lût
lui-même à haute voix à toutes les personnes auxquelles
il les délivre.

Ne pourrait-on pas également faire imprimer des
affiches en très gros caractères avec les mêmes recom-
mandations et les placarder dans tous les établissements
de bienfaisance de la ville du Havre ?

Au besoin on tiendrait quelques-unes de ces affiches à
la disposition des industriels philanthropes qui vou-
draient les mettre en évidence dans leurs établissements.

De plus, il faudrait défendre aux sages-femmes de traiter les maladies d'yeux chez les nouveau-nés, comme elle
ne se font pas faute de le faire maintenant, car on ne voit
que trop souvent les traitements absurdes institués par
elles ; trop heureux lorsqu'elles ne s'opposent pas à
l'intervention d'un homme de l'art.

Outre cela, je serais parfaitement de l'avis qu'un
ophtalmologiste émettait l'année dernière au Congrès de
Copenhague ; c'est-à-dire, qu'il faudrait leur imposer à
toutes le devoir de faire le rapport de chaque cas
d'ophtalmie purulente qui se montrerait dans leurs
pratiques

Ce rapport, serait transmis sans frais au bureau
d'hygiène qui aviserait alors.

Quelques-unes de ces mesures vous paraîtront peut-
être difficiles à obtenir ; mais en agissant ainsi, nous ne

défendons pas seulement les intérêts humanitaires généraux ; les villes et l'Etat trouveront un avantage pécuniaire considérable à éloigner une maladie qui, tous les ans, prive tant d'enfants de la vue et coûte de fortes sommes au trésor public. De notre côté nous serons heureux si, grâce à la publicité obtenue par notre Société, nous avons empêché des malheurs comme ceux que nous observons si fréquemment.

Havre. — Imprimerie du Commerce, 3, rue de la Bourse.